Cure su fatiga suprarrenal

Guía del síndrome de fatiga crónica para principiantes - Restablecer naturalmente las hormonas, el estrés y la energía (Libro en español / Adrenal Reset Spanish Book)

Por *Louise Jiannes*

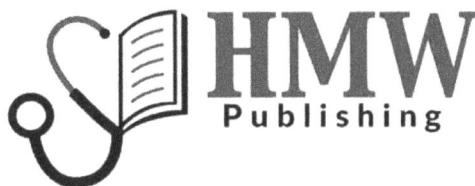

HMW Publishing

Para más libros geniales visitar:

HMWPublishing.com

1

Descargue otro libro de forma gratuita

Quiero agradecerle por comprar este libro y ofrecerle otro libro (tan largo y valioso como este libro), "Errores de Salud y Fitness Que No Sabe Que Está Cometiendo", completamente gratis.

Visite el siguiente enlace para registrarse y recibirlo: www.hmwpublishing.com/gift

En este libro, voy a desglosar los errores más comunes de salud y fitness que probablemente esté cometiendo en este momento, ¡y le revelaré cómo puede llegar fácilmente a la mejor forma de su vida!

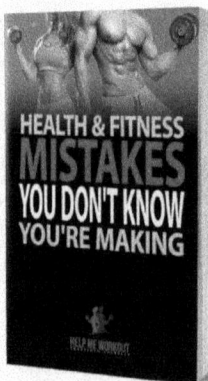

Además de este valioso regalo, también tendrá la oportunidad de obtener nuestros nuevos libros de forma gratuita, ingresar en concursos y recibir otros valiosos correos electrónicos de mi parte. De nuevo, visite el enlace para registrarse:

www.hmwpublishing.com/gift

Tabla de Contenido

INTRODUCCIÓN   **9**

Capítulo 1: ¿Qué es la Fatiga Suprarrenal? 12

¿Cuáles son las glándulas suprarrenales? 12

    La Corteza Suprarrenal 13

    La Médula Suprarrenal... 15

¿Qué Causa el Síndrome de Fatiga Suprarrenal? 17

    La Respuesta de Lucha o Huída 18

¿Es el Síndrome de Fatiga Suprarrenal lo Mismo Que el Síndrome de Fatiga Crónica? 19

¿Tengo Síndrome de Fatiga Suprarrenal? 20

Síntomas del Síndrome de Fatiga Suprarrenal 21

    Se asusta con facilidad 21

    Siempre tiene sensación de cansancio 22

    Alergias 22

    Aumento de los ataques de pánico o ansiedad/Capacidad disminuida para hacer frente al estrés 22

    Hipotensión Postural 23

    Letargo 23

    Hipoglucemia 23

    Hipotensión 23

    Hipotiroidismo 24

    Es dependiente de la cafeína 24

Aumento de peso 24

Sensibilidad a la luz brillante 25

Alteración del patrón de sueño 25

No ha podido recuperarse de enfermedades o combatirlas 26

¿El ejercicio le hace sentir peor, no mejor? 26

Bajo líbido 26

Antojos de alimentos 26

Estrés múltiple o factores de estrés continuo 27

Capítulo 2: ¿Puedo Probar Mi Función Suprarrenal en el Hogar? 29

Hipotensión Postural 29

Prueba de Contracción del Iris 31

La Línea Blanca Suprarrenal de Sergent 32

Prueba de Saliva de 24 Horas de la Hormona Suprarrenal 33

Prueba de Función Adrenal (día completo de cortisol + DHEA) 33

Prueba de Saliva vs. Pruebas de Sangre 34

¿Cómo se Interpretan los Resultados de los Kits de Prueba Para el Hogar? 36

¿Cuáles son los Rangos "Normales" de Cortisol en los Resultados de la Prueba? 39

¿Es Realmente Necesario un Examen de Saliva para Cortisol? 41

¿Necesito un Médico Para Ordenar mi Examen de Saliva Para el Cortisol? 43

Capítulo 3: El Estrés y la Falta de Sueño Afectan sus Glándulas Suprarrenales 47

¿Qué es "Estrés"? 47

Estrés físico 49

Estrés químico 50

¿Cómo Afecta el Estrés a la Salud? 51

¿Cómo debo Evitar los Factores Estresantes? 53

Sueño Suficiente y el Alivio de la Tensión Ayudan a Recuperar la Glándula Suprarrenal 53

¿Cómo Puedo Dormir lo Suficiente? 54

El Cortisol y Sueño 56

¿Por Qué Estoy Tan Cansado Todo El Tiempo? 58

¿Qué Necesito Hacer Para Resolver Mi Problema? 63

Capítulo 4: ¿Existe Una Cura Para La Fatiga Suprarrenal? 65

REDUCIR y RECONSTRUIR: Cómo Tratar El Agotamiento Suprarrenal..68

Reducir los Factores de Estrés que Causan el Agotamiento Suprarrenal..69

Nutrición/Dieta 69

Dormir 70

Reducción de Estrés 72

Reconstruir Sus Glándulas Suprarrenales..73

Nutrición/Dieta 73

Dormir 74

Reducción de Estrés 75

Capítulo 5: La Dieta e Instrucciones Para El Tratamiento Y Recuperación de la Fatiga Suprarrenal 78

Coma con frecuencia, 3 comidas altas en proteínas y 3 meriendas todos los días. 79

Coma comida "de verdad". 80

Olvide lo que sabe acerca de "alimentos para el desayuno." 80

Piense en alimentos ricos en proteínas en su lugar. 81

Limite las frutas y verduras con azúcar y almidón. 82

Eliminar las harinas blancas y azúcar blanco. 83

Evite los alimentos de "dieta". 84

Elimine por completo la cafeína. 84

Elimine por completo el alcohol. 85

NO limite su consumo de sal. 86

NO restrinja las grasas de su dieta. 87

Identifique y elimine los alimentos a los que es sensible y alérgico. 88

Recetas de Muestra para la Fatiga Adrenal 89

La Sopa para la Fatiga Suprarrenal, También Conocida Como "Taz" 89

Sole de la Mañana 92

Miel para la Noche y Sal Marina 94

Desayuno Estilo Hash 96

Capítulo 6: Intolerancias Alimentarias y Alergias Alimentarias Tardías Causan Fatiga Suprarrenal 99

La Diferencia entre Intolerancia Alimentaria y Alergia a los Alimentos 101

Síndrome de Intestino Permeable y Agotamiento Suprarrenal 103

¿Qué Implica el Intestino Permeable para las Personas con Fatiga Suprarrenal? 104

¿Cómo Puedo Saber si Tengo Alergia a Alimentos? ..105

¿Hay una Manera de Probar Sensibilidad a los Alimentos? 107

Últimas Palabras 113

Sobre el Co-Autor 115

INTRODUCCIÓN

Quiero darle las gracias y felicitarle por la descarga del libro *"Dieta para el Reajuste Suprarrenal"*. Este libro contiene los pasos y estrategias probadas sobre cómo tratar las glándulas adrenales fatigadas y recuperarse en su casa e incluye todo lo que necesita saber acerca de la fatiga suprarrenal. También podrá descubrir qué causa exactamente las glándulas suprarrenales fatigadas y cómo sus hábitos y dieta del día a día sobrecargan de trabajo a sus glándulas suprarrenales. Por otra parte, usted aprenderá cómo dormir lo suficiente, evitar el estrés y los factores de estrés, y ser consciente de los alimentos a los que es sensible le ayudará a recuperar y estimular glándulas suprarrenales saludables. Del mismo modo, este libro también explicará y revelará cómo puede obtener mejor calidad de descanso y sueño, la mejor dieta para la dieta adrenal, y la forma de lidiar con el estrés para ayudarlo en su recuperación. Por último, ¡este libro también le ofrecerá las mejores opciones de prueba que se pueden elegir para averiguar si realmente tiene fatiga suprarrenal!

Además, antes de empezar, le recomiendo **unirse a nuestro boletín de correo electrónico** para recibir actualizaciones de próximos lanzamientos de libros o promociones. Usted puede inscribirse de forma gratuita, y como bono, recibir un regalo: ¡nuestro libro *"Errores de Salud y Fitness que No Sabe que Está Cometiendo"*! Este libro ha sido escrito para desmitificar, exponer los "qué hacer" y "qué no hacer" principales y, finalmente, para equiparlo con la información que necesita para estar en la mejor forma de su vida. Debido a la abrumadora cantidad de información errónea y mentiras de revistas y de "gurús" autoproclamados, se está volviendo cada vez más difícil obtener información fiable para ponerse en forma.

En lugar de tener que pasar por decenas de fuentes sesgadas y poco confiables para obtener información sobre su salud y bienestar. Todo lo que necesita para ayudarlo se ha desglosado en este libro, para que pueda entenderlo fácilmente y obtener resultados inmediatos con el fin de alcanzar sus objetivos deseados en el menor tiempo posible.

Una vez más, para unirse a nuestro boletín de correo electrónico gratuito y para recibir una copia gratuita de este valioso libro, visite el enlace y regístrese ahora: **www.hmwpublishing.com/gift**

Capítulo 1: ¿Qué es la Fatiga Suprarrenal?

Si usted es como yo, entonces el descubrimiento de la fatiga suprarrenal será toda una sorpresa para usted, y la importancia de las glándulas suprarrenales es desconocida. Sin embargo, el hecho de que usted esté leyendo este libro es el primer paso para comenzar a mejorar su salud en general.

¿Cuáles son las glándulas suprarrenales?

Sus nombres están directamente relacionados con su ubicación, "ad" - significa en o cerca de y "renes" significa riñón, que, en combinación, significa cerca del riñón. Las glándulas suprarrenales son dos pequeñas estructuras en la parte superior de cada riñón. Son de forma triangular y cada una mide aproximadamente 3 pulgadas de largo y 1 1/2 pulgadas de alto. Pueden ser pequeñas, pero juegan un papel muy importante y esencial en la salud general del cuerpo. Liberan sustancias químicas llamadas hormonas en el torrente sanguíneo, lo que afecta a muchas partes del cuerpo, especialmente durante los momentos de estrés.

Las glándulas suprarrenales están compuestas por dos partes distintas que producen hormonas que el cuerpo necesita.

La Corteza Suprarrenal

Esta es la parte externa de la glándula, y produce hormonas que son vitales para la vida, tales como:

El Cortisol

• Ayuda a su cuerpo a responder al estrés y regular el metabolismo,

- Estimula la producción de glucosa mediante la movilización de ácidos grasos libres y aminoácidos, y

- Tiene efectos anti-inflamatorios significativos

La Aldosterona

- Ayuda a controlar la presión arterial mediante el mantenimiento del agua del cuerpo y los niveles de sal. Sin la aldosterona, el riñón va a perder cantidades excesivas de sodio (sal), y en consecuencia, de agua, lo que conducirá a una deshidratación grave.

La Testosterona y Deshidroepiandrosterona (DHEA)

- Estas son las hormonas sexuales masculinas, y que están involucradas en la creación y el mantenimiento de las diferencias entre hombres y mujeres. Tienen efectos débiles en el cuerpo, pero también juegan un papel vital en el desarrollo de los órganos sexuales masculinos en la infancia y también en las mujeres durante la pubertad.

La Médula Suprarrenal

Esta es la parte interna de la glándula, y produce las hormonas que no son esenciales o las hormonas que no necesita para vivir, como la **adrenalina**, pequeñas cantidades de **dopamina** y **noradrenalina**, que también ayudan a que el cuerpo reaccione al estrés físico o emocional. Estas pueden ser las primeras que vendrán a su mente cuando se menciona la glándula suprarrenal. En su clase de ciencias, puede recordar a su maestro o profesor hablando de la reacción de lucha o huida, en la que el cuerpo se prepara para entrar en acción durante una situación estresante. Esa sensación que se obtiene durante las situaciones emocionantes es el trabajo de las glándulas suprarrenales, como cuando una persona es capaz de cargar un objeto pesado durante un incendio. Las hormonas secretadas optimizan sus capacidades de supervivencia, lo que permite que su cuerpo responda de manera más eficiente y efectiva.

Usted puede conocer la adrenalina por su otro nombre, epinefrina, que aumenta el flujo de sangre al cerebro y los músculos y el ritmo cardíaco. También aumenta el nivel de azúcar en su cuerpo, ayudando al glucógeno hepático convertido en glucosa. Por otro lado, la noradrenalina o norepinefrina puede causar vasoconstricción o estrechamiento de los vasos sanguíneos, lo que conduce a la hipertensión arterial.

Al mismo tiempo, cuando el cuerpo no está bajo un estrés extremo, las glándulas suprarrenales están trabajando en silencio para mantener la salud de su cuerpo.

¿Qué Causa el Síndrome de Fatiga Suprarrenal?

Como su nombre lo indica, la fatiga suprarrenal se produce cuando las glándulas suprarrenales están cansadas -no son capaces de mantener las necesidades diarias de la demanda que su cuerpo requiere de ellas. Cuando se agotan las glándulas suprarrenales, su cuerpo sentirá su efecto- es muy probable que se sienta cansado, también.

Como se ha mencionado, producen varias hormonas que el cuerpo necesita e influyen en cómo su cuerpo metaboliza la grasa, cómo manejan el estrés físico y emocional, y regulan el azúcar en la sangre.

Sin embargo, cuando la demanda de su cuerpo es más alta de lo que su sistema suprarrenal puede producir, y si usted no cuida de sus glándulas suprarrenales como se merecen, es ahí cuando la salud de su cuerpo comienza a disminuir - su cuerpo va a reflejar con precisión la condición de las glándulas suprarrenales.

La Respuesta de Lucha o Huída

Las glándulas suprarrenales están continuamente respondiendo a los estímulos físicos y emocionales para ofrecer una respuesta adecuada a las situaciones que está experimentando. Las glándulas suprarrenales regulan continuamente la producción de hormonas necesarias durante cada condición.

Si usted no ha comido durante todo el día, los reguladores de cortisol le ordenarán a su cuerpo a aferrarse a la grasa debido a que su cuerpo no está recibiendo suficiente alimento o combustible y tal vez tendrá que conservar la grasa para vivir. Cuando usted come alimentos azucarados, el cortisol disparará la producción de insulina de su cuerpo para hacer frente a lo que acaba de comer.

Todo lo que experimenta y hace afecta a las glándulas suprarrenales. Si su cuerpo está lidiando continuamente con extremos, entonces sus glándulas suprarrenales se agotarán **y estresarán, lo que lo llevará a un síndrome de fatiga suprarrenal.**

¿Es el Síndrome de Fatiga Suprarrenal lo Mismo Que el Síndrome de Fatiga Crónica?

Síndrome de fatiga suprarrenal también se refiere a fatiga adrenal crónica, lo que puede causar cierta confusión a veces. El síndrome de fatiga crónica y el síndrome de fatiga suprarrenal tienen síntomas similares, pero tienen diferentes causas. Sin embargo, existe una relación entre la fatiga adrenal y la fatiga crónica: el síndrome de fatiga adrenal está a menudo presente en los casos de síndrome de fatiga crónica. Por lo tanto, ejecutar cambios que recargarán y apoyarán a las glándulas suprarrenales debe ser parte del plan en el tratamiento del síndrome de fatiga crónica.

¿Tengo Síndrome de Fatiga Suprarrenal?

Si usted ha experimentado una crisis nerviosa en el pasado o ha oído del término utilizado para describir lo que alguien está sufriendo, entonces tendrá una idea de los síntomas del síndrome de fatiga suprarrenal. Ambos tienen síntomas similares. De hecho, la incapacidad de una persona para hacer frente al estrés no es causado por una crisis nerviosa. Es causado por las glándulas adrenales cansadas, que se agotan después de largos períodos de estrés y situaciones extremas.

Síntomas del Síndrome de Fatiga Suprarrenal

Si usted está experimentando cualquiera de los siguientes síntomas a continuación, puede que sea hora de dotar a sus glándulas suprarrenales de la recarga que necesitan.

Se asusta con facilidad

¿Algo como el timbre del teléfono hace que su corazón lata violentamente en el pecho?

Siempre tiene sensación de cansancio

¿Se despierta sintiéndose cansado, incluso después de dormir bien por la noche? ¿Toma una siesta durante el día, pero siente que no ha descansado en absoluto?

Alergias

¿Ha desarrollado recientemente nuevas alergias? ¿Ha experimentado un aumento en la gravedad de la reacción alérgica, incluso incluyendo la anafilaxia?

Aumento de los ataques de pánico o ansiedad/Capacidad disminuida para hacer frente al estrés

¿Siente que se está deshaciendo? ¿Se siente incapaz de hacer frente a las cosas? ¿Se irrita fácilmente? ¿Se siente ansioso y abrumado?

Hipotensión Postural

¿Se siente mareado después de levantarse, especialmente después de estar acostado?

Letargo

¿Se siente impotente y débil, sobre todo porque no está comiendo con regularidad?

Hipoglucemia

¿Su nivel de azúcar en la sangre es bajo?

Hipotensión

¿Su presión arterial es baja?

Hipotiroidismo

¿Tiene baja la tiroides? Esto generalmente va acompañado de una reducción de la función de la glándula suprarrenal.

Es dependiente de la cafeína

¿Necesita bebidas con cafeína para comenzar y seguir adelante durante el día?

Aumento de peso

¿Ha aumentado de peso? ¿Siente que no está perdiendo peso, sin importar lo que intente? ¿Hay un aumento en la cantidad de grasa en su área abdominal?

Sensibilidad a la luz brillante

¿Está teniendo dificultades para conducir, especialmente durante la noche?

Alteración del patrón de sueño

¿Siente la necesidad de dormir de más? ¿Consigue su mejor sueño entre las 7 y 9 am? ¿Su cuerpo necesita tiempo para ponerse en marcha y luego se torna enérgico de repente? ¿Disminuye su productividad durante la tarde y siente la necesidad de tomar una siesta? ¿Está cansado durante las primeras horas de la noche, pero no es capaz de dormirse temprano? ¿Se siente lleno de energía después de las 11 pm y puede ponerse en marcha hasta temprano en la mañana? Este patrón de sueño poco saludable por lo general lo hará sentir cansado al día siguiente.

No ha podido recuperarse de enfermedades o combatirlas

¿A menudo se siente enfermo todo el tiempo?

¿El ejercicio le hace sentir peor, no mejor?

Bajo líbido

¿Tiene poco o ningún interés o energía para el sexo? ¿Siente un extraña sensación, como cuando golpea su hueso del codo, o un crudo dolor en el nervio durante el orgasmo? ¿El orgasmo lo hace sentir acabado o nervioso, pero no en el buen sentido?

Antojos de alimentos

¿A menudo tiene antojos de dulces, comidas saladas y ricas en proteínas?

Estrés múltiple o factores de estrés continuo

¿Usted acaba de tener un bebé, se casó, tuvo una cirugía, se divorció, se mudó a otra ciudad o país, perdió un ser querido, tiene 3 niños menores de 5 años, tiene pre adolescentes, tiene adolescentes, ha sido víctima de un crimen, perdió su empleo, tiene un empleo, o cualquier tipo de situación que le causa estrés? Los factores de estrés no necesariamente implican situaciones o condiciones adversas, y no tienen por qué ser dramáticas. Los factores de estrés pueden ser continuos - todos los pequeños factores de estrés que experimenta pueden sumarse y causar fatiga suprarrenal.

Los síntomas mencionados anteriormente son a menudo ignorados cuando los mira individualmente. Pero cuando se les ve como piezas del mismo rompecabezas, explican el síndrome de fatiga de la glándula suprarrenal, lo que significa que necesita darle a sus glándulas mucho cariño y cuidados.

Capítulo 2: ¿Puedo Probar Mi Función Suprarrenal en el Hogar?

Puede sentir que tiene síndrome de fatiga adrenal, pero querrá asegurarse. Hay pruebas que se pueden hacer en casa.

Hipotensión Postural

Esta prueba también se conoce como hipotensión ortostática. Es una caída de la presión arterial que se produce cuando una persona se levanta después de estar acostado. Si alguna vez experimenta lo que la gente a menudo llama como "sube la sangre a la cabeza", sensación de mareo, o al ponerse de pie demasiado rápido, entonces usted podría estar familiarizado con esto.

Para esta prueba, necesita un manguito de presión arterial. Acuéstese y descanse durante unos 5 minutos. Mida su presión arterial mientras está acostado, y luego póngase de pie y mida la presión arterial de nuevo.

Típicamente, la presión arterial debe elevarse aproximadamente 10-20 puntos. Si su presión arterial cae en 10 puntos o más, indica fatiga suprarrenal. Mientras más significativa es la caída en la presión sanguínea, mayor es la insuficiencia suprarrenal.

También es importante mencionar que, en general, una presión arterial baja por lo general indica fatiga suprarrenal, sobre todo cuando se tienen los otros síntomas de fatiga de la glándula suprarrenal.

Prueba de Contracción del Iris

Para hacer esta prueba, necesita un espejo y una linterna de bolsillo débil o linterna. Entre en un armario oscuro o cuarto de baño y espere un par de minutos para dejar que sus ojos se acostumbren a la oscuridad, esto permitirá que las pupilas de sus ojos se dilaten o se abran totalmente. Entonces alumbre la linterna a sus ojos, y a través del espejo, vea la reacción de las pupilas por lo menos durante 30 minutos.

La luz debe hacer que el iris de los ojos se contraiga, haciendo que sus pupilas o el punto más oscuro en el centro de los ojos sean más pequeños. Por lo general, las pupilas deben permanecer pequeñas. Si tiene fatiga de la glándula suprarrenal, las pupilas serán débiles, y no van a mantener la contracción, y van a oscilar entre relajadas y contraídas, o, se contraerán inicialmente, pero luego se expandirán después de 10 a 30 segundos.

Cuanto más débil es la capacidad de las pupilas para contraerse indica la debilidad de sus glándulas suprarrenales.

La Línea Blanca Suprarrenal de Sergent

Con el extremo romo de una cuchara o una uña, dibuje una línea a través de su vientre. Cuando tiene un caso moderado a severo de fatiga adrenal, la línea se mantendrá blanca y, en algunos casos, llegará a ser más amplia en el tiempo. Por lo general, la línea se volvería roja casi inmediatamente.

Históricamente, esta prueba se ha utilizado para indicar fatiga suprarrenal severa y la enfermedad de Addison. Si usted tiene un caso leve de fatiga suprarrenal, la prueba puede no mostrar ningún signo.

Prueba de Saliva de 24 Horas de la Hormona Suprarrenal

Una Prueba de Función Suprarrenal (día completo de cortisol + DHEA) es la mejor manera de descubrir el estado o condición de su función suprarrenal.

Prueba de Función Adrenal (día completo de cortisol + DHEA)

Para hacer esta prueba, puede pedir directamente un kit de prueba del laboratorio, o puede pedir a su médico que le proporcione un kit que se puede llevar a casa y realizar. Para esta prueba, tendrá que recoger una pequeña muestra de su saliva en un pequeño frasco 4 veces al día durante las horas específicas: a las 7 am, 11 am, 4 pm y finalmente 11:00 pm. Después de recoger las 4 muestras, tendrá que enviar el kit para ser analizado en un laboratorio. La prueba costará alrededor de 175 dólares, incluyendo el costo del kit y el análisis. Los resultados del análisis por lo general están listos después de 5 a 7 días y por lo general le serán enviados por correo electrónico. Por un precio adicional, también puede programar una consulta con el médico del laboratorio para revisar los resultados.

Prueba de Saliva vs. Pruebas de Sangre

Aunque los niveles de la hormona cortisol pueden medirse usando análisis de sangre, los resultados de pruebas de saliva son mucho más superiores. Los análisis de sangre con frecuencia miden tanto las formas activas e inactivas de la hormona. Por lo general, el resultado se verá como si su cuerpo está produciendo suficientes hormonas cuando en realidad no hay suficientes. Para las pruebas de fatiga adrenal, tendrá que centrarse en el nivel de hormonas suprarrenales activas.

El nivel de cortisol en el cuerpo fluctúa en un patrón particular durante el día. Tomar 4 muestras ayudará al médico a ver si el nivel está bajando y subiendo en las horas correctas. Algunas pruebas incluirán la medición de los niveles de sulfato de dehidroepiandrosterona o DHEA-S, la hormona masculina, andrógenos creados en las glándulas suprarrenales, y representarán gráficamente la relación entre el cortisol y la DHEA.

Si usted cree que tiene fatiga suprarrenal, entonces la manera más eficiente y útil de saberlo es teniendo los resultados de las pruebas la primera vez que visite a su médico en consulta. De esta manera, el médico tendrá mayor cantidad de información para empezar. De lo contrario, abandonará la oficina del médico con indicaciones de ejecutar algunas pruebas para averiguar con lo que está tratando.

¿Cómo se Interpretan los Resultados de los Kits de Prueba Para el Hogar?

La mayoría de las compañías ofrecen algunos resúmenes de los resultados de las pruebas de nivel de cortisol cuando usted pide un kit de prueba, teniendo en cuenta el rango normal. Estas son algunas de las cosas que hay que tener en cuenta cuando se interpretan los resultados de la prueba.

- El ciclo de cortisol sigue el ritmo circadiano del cuerpo.

- El nivel de cortisol es más alto en la mañana para ayudar a despertarlo y prepararlo para el día.

- Se reduce durante el día y luego sube de nuevo después de haber comido; es por eso que es vital comer con frecuencia, ya que ayuda a mantener el azúcar en sangre más estable, haciendo su nivel de cortisol más estable.

- Los niveles de cortisol en el cuerpo deben estar en su nivel más bajo en la noche, lo que le permite dormir.

- Si obliga a su cuerpo a mantenerse despierto, especialmente tarde en la noche, dará lugar a la liberación de cortisol, que le hará difícil conciliar el sueño, requiriendo a las glándulas suprarrenales producir más cortisol, en respuesta al estrés. Esto será especialmente duro en sus glándulas suprarrenales, ya que necesitan descansar durante la noche para recargarse y estar listas para el día siguiente.

• Los turnos nocturnos de trabajo son particularmente duros en sus glándulas suprarrenales, ya que continuamente exigen cambiar su patrón natural de producción de cortisol. Por otra parte, nuestro cuerpo nunca se acostumbrará del todo, ya que va en contra de la naturaleza, sobre todo si está manteniendo un horario diurno los fines de semana o con frecuencia trabaja en turnos alternos.

• Cuando las glándulas suprarrenales se debilitan, pierden su capacidad de regularse a sí mismas y van a sobre producir en las primeras etapas de la fatiga suprarrenal. Imagínese un carro que va cuesta abajo. Parecerá que las glándulas suprarrenales están trabajando muy bien, pero en realidad, la glándula suprarrenal finalmente se quemará y ya no podrá producir suficiente cortisol; en realidad están agotadas para regularse a sí mismas.

¿Cuáles son los Rangos "Normales" de Cortisol en los Resultados de la Prueba?

La fatiga adrenal y la tiroides baja, su compañero común, son condiciones que a menudo son difíciles de cuantificar por medio de pruebas por sí solas. La mejor forma de diagnosticar es el tratamiento de la presencia de síntomas clásicos hasta que los síntomas disminuyan. ¿Por qué? Debido a que el rango normal de los resultados de la prueba es extenso: su resultado puede mostrar la mitad de otra persona y aún ser considerado normal. Si sus resultados están en el extremo más bajo de lo normal, entonces todavía hay mucho margen de mejora. Por otra parte, si usted no tiene un resultado de la prueba durante un tiempo en que se sintió mejor, entonces el primer resultado de la prueba no puede ser "normal" para usted. ¿Qué pasa si usted solía estar en el extremo superior de lo normal cuando se sintió mejor? Si su nivel bajó en un 25, 30, o 50 por ciento, no importaría si cae en el rango "normal" oficial, todavía no es normal para usted.

Por ejemplo, el intervalo "normal" de las 08 a.m. va de 3,5 a 6,3, lo que significa que usted podría tener casi la MITAD como mucho o por el contrario el DOBLE y aún estará dentro del rango normal. Del mismo modo, los resultados de las pruebas pueden ser dramáticamente diferentes durante diferentes días, por lo que sus resultados durante un día estresante pueden ser muy diferentes.

Lo interesante de las glándulas suprarrenales es que se pueden recargar y reparar a sí mismas cuando está acostado, y su tiempo de curación crucial es entre las 7-9 am. Así que si usted siente que necesita dormir hasta tarde, entonces hágalo; es una parte de su proceso de recuperación de las glándulas suprarrenales.

A veces, permitirse hacer las cosas que su cuerpo está pidiendo podría ser la parte más difícil. Sin embargo, reconocer que tiene un problema es el primer paso hacia la recuperación. Esto no es diferente cuando se tiene el síndrome de fatiga suprarrenal. Si continúa a forzándose a través de la fatiga, sólo hará que la condición empeore. Así que, descanse y duerma cuando lo necesite, no escatime en ello.

¿Es Realmente Necesario un Examen de Saliva para Cortisol?

Este es un tema de debate. Algunas personas que están familiarizadas con la fatiga suprarrenal no siempre consideran necesario tomar una prueba de saliva para diagnosticar y tratar los casos de fatiga adrenal, particularmente los de leve a moderada.

Por otro lado, los resultados de la prueba podrían revelar información útil y proporcionar evidencia que soporte un diagnóstico para los casos en que los síntomas por sí solos no dan una idea clara. Además, puede ayudar a determinar si sus síntomas son de fatiga suprarrenal, donde las glándulas producen demasiado cortisol, o si su condición ha progresado hasta el punto en que el cuerpo no está creando suficiente cortisol o una forma más avanzada de fatiga suprarrenal.

Además, una prueba revelará el patrón de sus niveles de cortisol durante todo el día - si es diferente o sigue el patrón óptimo y se relaciona con sus síntomas durante el día.

Por supuesto, esto es sólo una instantánea de un día. En función de sus niveles de estrés, lo bien que durmió, etc., los resultados pueden variar de un día a otro. Por sí sola, la prueba no será capaz de decirle si tiene fatiga suprarrenal. Pero proporciona pruebas para ser consideradas, junto con sus síntomas, y, posiblemente, junto con otras pruebas para evaluar la función de la tiroides, y de otras hormonas: testosterona, progesterona y estrógeno.

¿Necesito un Médico Para Ordenar mi Examen de Saliva Para el Cortisol?

Muchas personas con el síndrome de fatiga adrenal no tienen médicos que estén familiarizados con la condición, por lo que la mayoría de ellos toman el asunto en sus propias manos. Por lo tanto, es más probable que pidan una prueba de cortisol.

Cada caso es diferente. Es posible que tenga un nivel diferente de conocimiento y comodidad en cuanto a hacerse cargo de su salud y la comprensión de su condición. La mayoría de las veces, tomar la prueba es sólo una manera de confirmar lo que siempre supo: que existe algo que causa sus problemas. Puede que lo necesite para su tranquilidad.

Siempre se puede optar por consultar a un médico primero antes de tomar la prueba, que puede estar cubierto por el seguro si se ha pedido a través de su laboratorio u oficina. Sin embargo, en la mayoría de los casos, la fatiga adrenal no se reconoce como un diagnóstico válido y se le negará el pago de la prueba. Cada situación es diferente y realmente depende de usted y su diligencia para decidir cuál es el mejor curso de acción.

Cualquiera que sea el caso para usted, la recolección de saliva de muestra se hará por usted en su casa y enviará las muestras por correo al laboratorio. Sin embargo, tendrá que aprovechar el tiempo de respuesta de los resultados. Si pide la prueba en línea, puede obtener los resultados dentro de dos semanas, en comparación con los 2 meses o más de conseguir una cita con el médico, para la prueba, teniendo la prueba, y luego otra cita para revisar los resultados. Como se mencionó anteriormente, puede ser ventajoso disponer de resultados de la prueba la primera vez que visite al médico, puede ser más productivo.

En resumen, hay pruebas disponibles que se pueden pedir en línea, pero depende de usted decidir qué curso de acción tomar.

Recuerde, usted puede empezar a hacer cambios incluso antes de decidir tomar la prueba. Aprender más sobre el síndrome de fatiga suprarrenal y hacer cambios en su estilo de vida para apoyar las glándulas suprarrenales y reducir el estrés es la clave para sentirse mejor. Incluso si la fatiga suprarrenal no es su diagnóstico primario, las glándulas suprarrenales desempeñan un papel importante en su salud. Hacer cambios para ayudar a su recuperación le beneficiará significativamente.

Capítulo 3: El Estrés y la Falta de Sueño Afectan sus Glándulas Suprarrenales

Ahora ya sabe que la fatiga suprarrenal es una condición relacionada con el estrés y con el sueño. En este capítulo, vamos a echar un vistazo de cerca a los tipos de estrés y cómo el sueño afecta nuestras glándulas suprarrenales.

¿Qué es "Estrés"?

Ya que nuestras glándulas suprarrenales están a cargo de cómo nuestros cuerpos responden al estrés, afectan la función de nuestra suprarrenal, de una manera u otra. De esta manera, echemos un vistazo a los muchos tipos de estrés que pueden afectar nuestras vidas y nuestras glándulas suprarrenales.

Por lo general, cuando hablamos de estrés, a menudo nos referimos a la tensión emocional o mental; las cosas que sabemos que necesitan una respuesta inmediata, como las finanzas, los niños, los problemas del lugar de trabajo, etc. Sin embargo, hay otros tipos de estrés, factores ambientales y físicos, que no nos damos cuenta que están estresando el sistema suprarrenal.

La combinación de los factores de estrés ambiental y físico son por lo general los que afectan la producción de hormonas en nuestras glándulas suprarrenales, que conducen a la fatiga suprarrenal. El sueño, por ejemplo, es causado por factores físicos y ambientales.

Sin embargo, es importante tener en cuenta que no todo el estrés es negativo. Incluso las ocasiones felices pueden ser estresantes a sus glándulas suprarrenales. La planificación de una boda, casarse, el embarazo, tener hijos, y obtener un puesto de trabajo, etc., también pueden causar estrés, a pesar del hecho de que estos eventos son muy interesantes que incluso deseamos.

A continuación se presentan algunos de los factores estresantes físicos y químicos que pueden afectar las glándulas suprarrenales.

Estrés físico

- El consumo de alcohol y cafeína

- Dolor crónico

- Enfermedad

- Sueño inadecuado

- Deficiencias de vitaminas y minerales

- Ruido

- Obesidad

- Dieta pobre

- El embarazo

- Fumar

- Cirugía

- Infecciones sistémicas por cándida

Estrés químico

- Aerosoles repelentes de insectos

- Iluminación fluorescente

- Agua fluorada/clorada

- Productos químicos de limpieza del hogar

- Medicamentos/drogas, especialmente corticosteroides

- Nueva alfombra

- Plásticos

- Contaminación del aire en el lugar de trabajo u hogar

- Productos químicos de jardín

¿Cómo Afecta el Estrés a la Salud?

A medida que el estrés continúa siendo alto o aumenta, las glándulas adrenales trabajan horas extras para hacer frente a la situación o condición. Durante estos tiempos, usted puede encontrarse con ansias de cafeína y azúcar para ayudar a mantener el estado de alerta. Está haciendo precisamente lo que no debe: se crea una demanda aún mayor en sus glándulas suprarrenales. Este alivio a corto plazo con el tiempo va a hacerle a su cuerpo más daño que bien.

Al mismo tiempo, el contacto con factores ocultos de estrés, como la exposición a sustancias químicas, debilita sus glándulas suprarrenales. Por lo tanto, las glándulas no son capaces de responder de manera óptima: está perdiendo la batalla en este caso.

Cuando los muchos y dramáticos estresantes físicos continúan durante mucho tiempo, los altos niveles circulantes de cortisol en su cuerpo pueden cambiar los procesos estándar de su sistema metabólico. Se acelera el envejecimiento celular y desarrolla resistencia a la insulina y, en última instancia, diabetes, así como inhibe el sueño, la pérdida de peso, y la función inmune. Esto, a su vez, provoca una carga adicional a las glándulas suprarrenales, ya que tendrán que responder a la tensión causada por la falta de sueño, exceso de peso, y la enfermedad.

¿Cómo debo Evitar los Factores Estresantes?

Siendo realistas, usted no será capaz de eliminar todo lo que causa estrés en su vida. Eso ni siquiera es aconsejable - ¡un poco de estrés es realmente beneficioso!

La clave es ser consciente de su estrés, bueno y malo, y para saber cuáles factores estresantes evitar y eliminar, y cuáles necesita aprender a manejar mejor. La creación de un estilo de vida saludable ayudará a reducir el estrés en sus glándulas suprarrenales.

Sueño Suficiente y el Alivio de la Tensión Ayudan a Recuperar la Glándula Suprarrenal

Uno de los factores más importantes y lo primero que usted necesita para iniciar la recarga de las glándulas suprarrenales es dormir. La mayoría de las veces, encontrará difícil conciliar el sueño o dormir en el momento adecuado cuando se tiene fatiga suprarrenal.

¿Cómo Puedo Dormir lo Suficiente?

¿Qué hace cuando se siente somnoliento en la tarde? ¿Se fuerza a través de la necesidad de dormir, consumiendo a menudo café o té? Este hábito siempre desencadena una respuesta al estrés de las glándulas suprarrenales.

Permítase dormir lo más que pueda, incluso en el medio del día. Cuando se sienta aturdido, esas son sus glándulas suprarrenales que le dicen que necesitan un descanso. Así que túmbese en un sofá y ponga los pies en alto durante un par de minutos. En posición horizontal, aunque sólo sea por 15 minutos, le hará a sus glándulas suprarrenales algún bien.

Si puede, duerma en las mañanas, sobre todo cuando se siente particularmente cansado. Si tiene que dejar a sus hijos en la escuela, vuelva a la cama tan pronto como sea posible. Algunas de las recargas vitales de sus glándulas suprarrenales tienen lugar entre 7 a 9 de la mañana.

Cuanto más deje que su cuerpo duerma cuando lo requiere, más rápido su cuerpo será capaz de recuperarse, hasta el punto en que no tendrá que dormir en momentos inoportunos.

Adhiérase a un horario de sueño. Planee estar en la cama a más tardar entre 9 a 9:45 de la noche. El sueño es crucial para la reparación de la glándula suprarrenal. Es necesario dormir con tanta regularidad como sea posible, especialmente cuando se está en la fase de reconstrucción intensiva.

El Cortisol y Sueño

Anteriormente, hemos abordado el cortisol como una de las hormonas de respuesta al estrés que producen las glándulas suprarrenales. La falta de sueño de buena calidad o la falta de sueño afecta los niveles de cortisol en su sistema, pero no de la manera que es probable que piense. Se podría pensar que cuando se está cansado, los niveles de cortisol caen, ¿verdad? Sin embargo, cuando no obtiene suficiente sueño, su cuerpo realmente libera más cortisol durante períodos prolongados de tiempo.

Por lo general, los niveles de cortisol están en su punto más alto en las mañanas y por la noche disminuye. Durante el día, su cuerpo va a liberar cortisol extra a lo largo del día para responder a cualquier estrés físico o emocional.

Cuando el cuerpo tiene un exceso de cortisol en la noche, que le evitará dormir profundamente, se despierta con frecuencia durante la noche, y se despertará sintiéndose cansado.

Esto conduce a un círculo vicioso: la falta de sueño reparador y profundo es un factor de estrés, haciendo que sus glándulas suprarrenales liberen más cortisol, que a su vez, le impedirá conseguir el descanso y el sueño que necesita para detener el ciclo.

¿Por Qué Estoy Tan Cansado Todo El Tiempo?

Estresor número uno: usted se fuerza a despertar y empezar el día antes de que su cuerpo quiere. Está comenzando con el pie izquierdo. Cuando usted tiene el síndrome de fatiga adrenal, el sueño más reparador y profundo de su cuerpo viene entre 6:00-9:00 am - justo en el momento en que la mayoría de nosotros por lo general nos despertamos y preparamos para el día. Así que incluso si se siente cansado, se obliga a despertar, levantarse y ponerse en marcha. Cuando usted hace esto, está estresando sus glándulas suprarrenales, la primera liberación de cortisol inducida por el estrés del día.

Estresor número dos: al despertarse, se bebe una taza de café. Si usted es como muchas personas, entonces su día comienza oficialmente después de un sorbo de café. De lo contrario, está de mal humor y poco sociable.

La mayoría de nosotros también empezamos el día con panqueques, un panecillo, tostadas, cereales, etc. para el desayuno. Estos son todos alimentos que están llenos de carbohidratos simples que se convierten rápidamente en azúcar, que desencadenan el cortisol para liberar su segundo lanzamiento de estrés inducido en el día para ayudar a equilibrar los niveles de insulina y de azúcar en la sangre en su cuerpo.

Estresor número tres: la lucha de su rutina diaria por la mañana. Es particularmente estresante cuando tiene niños pequeños. Tiene que ayudarlos a despertar y levantarse, bañarlos, vestirlos, alimentarlos, buscar los calcetines perdidos, encontrar la tarea perdida... Tienen que estar listos antes de que llegue el autobús o tiene que hacer que las cosas sucedan antes de tener que ir a trabajar.

Estresor número cuatro, cinco, seis...: si es un padre que trabaja, un día difícil en el trabajo sólo se suma a su estrés. En el momento en que llega a la oficina, su corazón está bombeando, y la descarga de adrenalina ya lo ha alterado. Para las 10 de la mañana, su cuerpo experimenta un bajón de azúcar en la sangre, que arregla comiendo una comida aguante a la hora de almuerzo. Más factores estresantes de azúcar en la sangre y cafeína como montaña rusa.

Después de la hora de comer, sentirá la necesidad de tomar una siesta, pero, ¿qué va a decir la gente? Dormir en el trabajo, o incluso en casa, en el medio del día parece como algo que sólo una persona perezosa haría. Así que se fuerza más, probablemente con otra taza de café, lo que conduce a una nueva liberación de hormona del estrés. Usted se fuerza a trabajar a pesar de que su cerebro no está funcionando bien ya y que ya no piensa con claridad; las cosas probablemente estén nebulosas.

Para el momento en que todo el trabajo del día está hecho, se siente muy cansado, y ya no tiene energía, por lo que probablemente decide comprar la cena en un local de comida chatarra de camino a casa o simplemente hacer algo fácil de comer cuando vuelve a casa. Es probable que no pueda esperar a la hora de acostarse para esta hora.

Por último, para el momento en que sus hijos están en la cama, alrededor de las 9:00 de la noche, se acuesta en la cama con ganas de descansar, pero no se puede relajar. Su corazón y su mente todavía están en una carrera, pero no puede relajarse y conciliar el sueño a pesar de que se siente muy cansado. Usted se ha estado arrastrando durante toda la tarde, pero no se puede dormir. Está en la cama, dando vueltas durante 2-3 horas debido a que los niveles de cortisol en el cuerpo siguen siendo altos. Comienza a sentirse ansioso porque ya es la 1:00 am, y no está dormido todavía, y que tendrá que levantarse de nuevo pronto; necesita dormir, pero no lo está consiguiendo.

Y esos son sólo los factores de estrés de una típica rutina de todos los días. Puede que tenga que superar esos factores estresantes con un nuevo jefe, un nuevo trabajo, un nuevo bebé, una boda, una muerte de un ser querido, un accidente leve, obligaciones voluntarias o de empleo, conflictos interpersonales, etc.

¿Qué Necesito Hacer Para Resolver Mi Problema?

La primera cosa que hay que hacer es **empezar a escuchar las señales que su cuerpo le está dando: cuando necesite dormir, deje de ignorarlo.** Duerma. Tome una siesta. Deje de sentirse culpable. No es ser perezoso. Resista la tentación de quedarse despierto hasta tarde porque tiene un buen nivel de energía; esa sensación enérgica por la noche es en realidad un ciclo de cortisol invertido, los niveles alcanzando un máximo en la noche en lugar de por la mañana.

Para ayudar a detener el círculo vicioso, escuche a su cuerpo. Tome una siesta o duerma cada vez que su cuerpo lo esté pidiendo. Descansando y durmiendo cada vez que su cuerpo lo pida le ayudará a obtener los ciclos de sueño más profundos, restaurar sus glándulas suprarrenales, y reducir el cortisol liberado por el estrés causado por la falta de sueño. A su vez, esto ayudará a reducir los niveles generales de cortisol en su cuerpo durante la hora de acostarse, haciendo que sea más fácil dormir por la noche.

Escuche a su cuerpo. No se preocupe por desarrollar un mal horario de sueño. Su salud está comprometida, y necesita descansar y dormir para su tratamiento y recuperación suprarrenal. Tomar 500 gramos de magnesio a la hora de acostarse ayudará a su cuerpo a relajarse físicamente, y el ácido gamma-amino butírico (GABA), un aminoácido que inhibe la transmisión nerviosa en el cerebro, le ayudará a relajarse mentalmente.

Capítulo 4: ¿Existe Una Cura Para La Fatiga Suprarrenal?

Esa es la pregunta. A menudo, cuando la gente pregunta, lo que quieren decir es, por lo general: "¿Qué puedo tomar para sentirme mejor la próxima semana?" Sin embargo, curar el síndrome de fatiga adrenal no es tan simple como tomar píldoras.

La fatiga adrenal es una condición causada por el estilo de vida y limitarse a tomar una medicación no va a curar los problemas que subyacentes. El agotamiento suprarrenal de cada persona es ligeramente diferente uno de otro, por lo que no hay una cura única. Para hacer frente a la fatiga adrenal adecuadamente, tendrá que identificar sus factores de estrés y decidir cómo modificar o eliminarlos. La clave para su recuperación es encontrar soluciones que se adapten a su problema único de fatiga suprarrenal.

Si su fatiga suprarrenal es causada predominantemente por la sensibilidad a los alimentos, entonces será útil tomar una glándula suprarrenal. Sin embargo, en realidad nunca se resolverá hasta que se identifiquen y eliminen de su dieta los alimentos que le causan fatiga.

Si su trabajo es la fuente de su estrés, entonces la práctica de técnicas de respiración de relajación sólo actuará como un vendaje para una herida grande. Puede que tenga que pensar y considerar conseguir un puesto de trabajo diferente. Es posible que desee tratar de trabajar en casa o buscar un trabajo de bajo estrés.

Si las glándulas suprarrenales están cansadas debido a factores de estrés constantes, tales como cuidar a un miembro de la familia enfermo terminal o de edad avanzada, entonces es probable que usted haya dejado de lado el cuidado de sí mismo. Si este es su caso, entonces el plan para su tratamiento tendrá que incluir dormir mejor, comer mejor, y tener a alguien con quien hablar de sus sentimientos, además de tomar suplementos adrenales para su recuperación.

El tratamiento de la fatiga suprarrenal para usted será diferente del tratamiento de su amigo. Para desbloquear el plan de tratamiento personalizado, a continuación, es necesario identificar las causas de la fatiga suprarrenal. Mientras que un médico le puede ayudar con el diagnóstico y el desarrollo de un plan para su tratamiento, que es su mejor proveedor de atención médica. Depende de usted entender su condición, enfrentar las causas, y hacer cambios en su vida que le ayudarán a restaurar su salud.

REDUCIR y RECONSTRUIR: Cómo Tratar El Agotamiento Suprarrenal

Hay dos enfoques para recuperar y tratar el agotamiento adrenal satisfactoriamente:

1. La reducción de los factores de estrés que están agotando sus glándulas suprarrenales, y;

2. La reconstrucción de las glándulas suprarrenales

Para ello, es necesario abordar y cambiar tres (3) cambios distintos en su estilo de vida para una vida sana.

- La nutrición y la dieta,

- Sueño, y,

- Reducción de estrés

Cada una de estas áreas tiene unos "QUÉ NO HACER" y "QUÉ HACER" específicos para tratar la fatiga adrenal.

Reducir los Factores de Estrés que Causan el Agotamiento Suprarrenal

Nutrición/Dieta

Con el objetivo de eliminar por completo los alimentos que elevan el azúcar en la sangre y estimulan la producción excesiva de cortisol, tales como edulcorantes artificiales, azúcar, alérgenos y cafeína, tendrá que empezar a reducir la cantidad de consumo de los alimentos mencionados anteriormente.

Dejar sustancias como la cafeína puede ser tan estresante en sus glándulas suprarrenales como beberlas.

Así que trate de no hacerlo de golpe. Comience por la reducción de su consumo diario a la mitad.

Dormir

Despertarse temprano, haciendo caso omiso de la necesidad de descanso y siesta, y quedarse hasta tarde en la noche estresa sus glándulas suprarrenales, que deben repararse a sí mismas en la noche cuando duerme. Así que, duerma todo lo que su cuerpo necesita. No es egoísta. No es ser perezoso, y no es opcional. De hecho, conseguir el sueño que su cuerpo necesita es muy importante para su tratamiento y recuperación. Que influirá en la duración de su tiempo de recuperación. Si no consigue dormir tanto como su cuerpo necesita, se acortará el tiempo de tratamiento.

Salga del círculo vicioso. Deje de beber bebidas con cafeína para mantenerse despierto y deje de tomar píldoras para ayudarle a dormir. Estos "tranquilizantes" y "estimulantes" artificiales influyen negativamente en sus señales suprarrenales, ciclo de cortisol, y el ritmo circadiano y dañan su cuerpo.

La mejor manera de tener suficiente energía para empezar el día es obtener suficiente sueño profundo y reparador, no café. Puede tomar un suplemento glandular suprarrenal para ayudar a elevar los niveles de cortisol en la mañana cuando realmente los necesita y tomar un suplemento de magnesio antes de dormir le ayudará a relajarse y dormir, y ayudará a apoyar la recuperación de su función suprarrenal.

Reducción de Estrés

Para reducir su estrés, primero tendrá que identificar las relaciones o situaciones que le producen altos niveles de estrés. Haga una lista de las cosas en su vida que la hacen muy estresante. Esto incluye no sólo las cosas grandes. También debe incluir las pequeñas cosas, tales como el goteo constante de un grifo de la cocina que necesita ser arreglado que puede que le afecte los nervios. Las cosas pequeñas pueden no ser la principal causa de su agotamiento suprarrenal, pero las pequeñas cosas que lo irritan y le causan preocupación pueden sumarse y le impiden conseguir el tiempo de inactividad para relajarse.

En segundo lugar, eliminar las toxinas ambientales, tales como plásticos, fluoruro, cloro y otros disruptores endocrinos. Cuidado con los productos de limpieza domésticos comunes a los que usted está expuesto, y con frecuencia utiliza. La mayoría de estos productos químicos son altamente tóxicos y peligrosos y deben ser eliminados de su casa. Contribuyen a su agotamiento suprarrenal.

Por último, modere su actividad física. Mientras que el ejercicio es bueno para la salud, el esfuerzo físico excesivo agota las glándulas suprarrenales. Elija un ejercicio ligero, yoga, caminar, etc., en vez de una sesión de ejercicios aeróbicos de ritmo rápido.

Reconstruir Sus Glándulas Suprarrenales

Nutrición/Dieta

Siga la **Dieta e Instrucciones para la Fatiga Suprarrenal** que se abordan en el capítulo siguiente sobre la forma correcta de comer: alto contenido en proteínas, tres (3) comidas, y tres (3) aperitivos.

La ingesta de suplementos es también una parte vital cuando se está tratando y recuperando de agotamiento suprarrenal. Puede considerar la adopción de vitaminas del complejo B, vitamina C, complejo multivitamínico de alta calidad, el GABA, magnesio y glandular suprarrenal.

Dormir

Ha aprendido la conexión entre la falta de sueño tranquilo y profundo y el alivio de la tensión en los capítulos anteriores. Como se ha mencionado, no duerma más tarde de las 9:00-10:00 pm y mantenga esa rutina. Quédese en la cama tan tarde como sea posible, tan a menudo como sea posible. Las glándulas suprarrenales se reparan mejor entre las 7:00-9:00 am. Cuando tenga que hacer algo por la mañana, vuelva a dormir tan pronto como sea posible.

Tome un descanso y siesta cuando su cuerpo le diga. Cuando luche para mantenerse despierto cuando tenga sueño, usted está poniendo una demanda en sus glándulas suprarrenales para funcionar más allá de su capacidad. Planifique una siesta entre sus actividades diarias.

Reducción de Estrés

Cree un plan para tratar, reducir y eliminar las relaciones y situaciones de estrés. Tómese el tiempo para examinar el origen de sus tensiones y haga una lluvia de ideas para crear un plan para lidiar con cada uno.

¿Hay una manera que pueda eliminar o resolver el origen de este estrés? Si no es así, ¿cómo puede reducirlo? Es probable que pueda tachar un par de pequeños factores de estrés de la lista rápidamente. Otros factores de estrés no se resolverán con prontitud. Tomando tiempo para identificar estos factores de estrés y teniendo en cuenta las soluciones es en sí mismo terapéutico. Incluso puede ser que consiga una solución viable en realidad.

También puede aprender algunos ejercicios y prácticas de relajación y respiración. Usted las puede utilizar para relajarse cuando se sienta ansioso. Es una gran manera de volver a entrenar la respuesta al estrés de su cuerpo.

Varias hierbas que pueden ayudarlo a reducir el estrés. Aromaterapia, como la lavanda, té de hierbas, como la manzanilla, y el suplemento nutricional, como la valeriana, puede ayudarlo a aliviar el estrés.

La causa de la fatiga suprarrenal es diferente para cada persona, por lo que su enfoque para el tratamiento y la recuperación del agotamiento suprarrenal debe ser personal y adaptarse a su situación. Identifique sus puntos débiles, haga un plan para reducir o eliminar factores de estrés, y haga los cambios necesarios en su estilo de vida para el tratamiento y la recuperación.

Capítulo 5: La Dieta e Instrucciones Para El Tratamiento Y Recuperación de la Fatiga Suprarrenal

¿Qué alimentos debo comer cuando tengo fatiga suprarrenal? ¿Qué alimentos me hacen más daño que bien? Para el tratamiento y la recuperación del agotamiento suprarrenal, aquí están los QUÉ HACER y QUÉ NO HACER que hay que seguir.

La dieta esencial para una persona con fatiga suprarrenal es similar a cualquier dieta estilo de vida saludable. Sus comidas deben consistir en alimentos nutritivos y de alta calidad que le ayudarán a mantener los niveles estables de azúcar en la sangre para mantener una función suprarrenal sana.

Es probable que haya estado comiendo comidas que afectan directamente a la función de las glándulas suprarrenales, o peor aún, saltándose comidas, que también es duro con ellas. El café y otras bebidas con cafeína, los alimentos envasados con edulcorantes artificiales, comidas no saludables, y los malos hábitos alimenticios dificultan la recuperación de las glándulas suprarrenales.

Coma con frecuencia, 3 comidas altas en proteínas y 3 meriendas todos los días.

Coma el desayuno 30 minutos después de despertar y coma recetas de alto valor proteico cada 2 a 3 horas para ayudar a mantener estables los niveles de azúcar en la sangre.

Coma comida "de verdad".

Cuando vaya a comprar alimentos para sus comidas, evite mezclas pre-envasadas y cualquier imitación de queso fundido pasteurizado. Evite alimentos enlatados e instantáneos. Evite todo lo que no tenga que cocinar usted mismo. Estos alimentos están llenos de conservantes y otros aditivos que pueden obstaculizar la función de las glándulas suprarrenales. Elija siempre productos frescos o congelados, verduras, frutas, carne, etc.

Olvide lo que sabe acerca de "alimentos para el desayuno."

Las peores cosas que puede comer para el desayuno son alimentos ricos en azúcares, tales como cereales y frutas. Estos alimentos se convierten rápidamente en azúcar y disparan el nivel de azúcar en su sangre, lo que, a su vez, hará que sus glándulas suprarrenales trabajen más duro para ponerse al día cuando se estrelle más tarde en la mañana.

Piense en alimentos ricos en proteínas en su lugar.

La carne y los huevos son los mejores alimentos para empezar el día. Si decide comer fruta, entonces escoja frutas enteras, que son altas en fibra, que ayudan a absorber el azúcar. Evite el consumo de zumos de frutas en la mañana, los cuales solo le darán a su cuerpo una sacudida de azúcar. Si elige fruta, 30 minutos más tarde coma algo más sustancial.

Si tiene que comer productos de granos, evite la harina blanca y azúcar blanco. Elija opciones de grano entero, tales como pan tostado integral de centeno y avena, que son carbohidratos complejos que requieren más tiempo para metabolizarse. Y, por supuesto, incluya algunas proteínas. Una opción de desayuno fácil y rápido es un delicioso batido de proteína.

Limite las frutas y verduras con azúcar y almidón.

Plátanos, en particular, son ricos en potasio, que causa fatiga adrenal. Tan a menudo como sea posible, elija verduras sin almidón. Ligeramente cocidas o crudas son las mejores opciones de preparación. Sin embargo, si está utilizando las crucíferas, como la coliflor, la col y el brócoli, asegúrese de cocinarlos siempre - esto neutraliza compuestos generadores de bocio, que son supresores de la tiroides.

Eliminar las harinas blancas y azúcar blanco.

Los carbohidratos simples requieren mayores cantidades de insulina. Esto hace que sea más difícil para las glándulas suprarrenales estabilizar los niveles de azúcar en su cuerpo, y por ende, estresándolos.

Siempre elija opciones de grano entero. Los carbohidratos complejos hacen que se sienta lleno más rápido, son más lentos de digerir, proporcionan fibra, y tardan más en procesarse, por lo tanto, moderan los niveles de azúcar en la sangre en su cuerpo.

Si desea endulzar sus alimentos, utilice miel cruda, azúcar de palma, o xilitol.

Evite los alimentos de "dieta".

La palabra dieta en productos alimenticios no significa que sean saludables para usted. Los refrescos de dieta, por ejemplo, se embalan con edulcorantes artificiales. Los productos no grasos, que en realidad deberían tener un poco de grasa en ellos, causarán estragos no sólo en las personas con fatiga adrenal, sino también a todo el mundo en general. Las grasas artificiales y edulcorantes artificiales no deben ser considerados como parte de una dieta saludable. De hecho, estos alimentos pueden llegar a causar aumento de peso.

Elimine por completo la cafeína.

Esto es más fácil decirlo que hacerlo. Si estás acostumbrado a bombear su cuerpo con café o con bebidas con cafeína para seguir activo durante todo el día, entonces necesitará tiempo para acostumbrarse. Tanto dejar de tomar café como tomarlo es duro en sus glándulas suprarrenales. Como se mencionó anteriormente, si usted es un adicto al café, reduzca gradualmente su consumo. Corte su consumo diario por la mitad, y luego otra vez, por la mitad.

Elimine por completo el alcohol.

Al igual que la cafeína, el alcohol es una sustancia difícil de eliminar, y no puede simplemente cortarlo de golpe. Poco a poco reduzca su consumo hasta que lo haya eliminado con éxito de su dieta. Si tiene fatiga suprarrenal y está teniendo dificultades para estabilizar el azúcar en la sangre, el libro "Patatas, no Prozac: Soluciones para la Sensibilidad del Azúcar" analiza la relación entre la sensibilidad del azúcar y el antojo de alcohol, junto con un plan de 7 pasos para controlar los antojos de azúcar.

NO limite su consumo de sal.

Cuando se tiene fatiga suprarrenal, se antoja de algo salado. El sodio es importante para la función de la glándula suprarrenal. Cuando se agotan sus glándulas suprarrenales, suelen estar bajas en sodio. Sin embargo, no todas las sales son iguales. Sal Marina Celta es una fuente abundante de minerales, además de sodio, lo que hace que sea una sal más saludable. Otra buena opción es la sal rosada del Himalaya, que es excelente en una coctelera. Sal marina y sal del Himalaya tienen diferentes contenidos de sales minerales por lo que una puede hacer que se sienta mejor que la otra. Usted puede mantener ambas a la mano: utilice sal marina para las recetas y la sal del Himalaya como una coctelera en la mesa. La variedad es de hecho lo que le da sazón a la vida.

NO restrinja las grasas de su dieta.

No estamos hablando sólo de cualquier tipo de grasa aquí. Me refiero a la clase correcta de grasas. Su cuerpo utiliza el colesterol y las grasas para producir hormonas. Si usted no está recibiendo suficiente de ellas, entonces su cuerpo no será capaz de producir las hormonas que necesita.

Esto es contrario a las tendencias de dieta. Sin embargo, una dieta baja en grasas en realidad contribuye a la fatiga adrenal, especialmente si usted se priva incluso de las grasas saludables. Incluir buenas grasas en su dieta, como el aceite de coco y aceite de semilla de uva, los cuales se pueden utilizar para la cocina con calor alto, como frituras, mantequilla orgánica real, y aceite de oliva.

Identifique y elimine los alimentos a los que es sensible y alérgico.

La sensibilidad a los alimentos y las alergias alimentarias son más comunes de lo que piensa y los sospechosos más comunes se encuentran en los alimentos que come todos los días, como el maíz, la soja, huevos, trigo, leche, y otros.

La sensibilidad a los alimentos y las alergias alimentarias retardadas no pueden causar reacciones dramáticas, tales como anafilaxis o urticaria, pero empeoran la sensación general de enfermedad, así como estresan severamente las glándulas suprarrenales.

Recetas de Muestra para la Fatiga Adrenal

Si usted apenas está comenzando a cambiar su dieta para tratar y recuperarse de la fatiga adrenal, entonces aquí hay algunas recetas para empezar.

La Sopa para la Fatiga Suprarrenal, También Conocida Como "Taz"

Esta famosa receta para la fatiga suprarrenal es alta en minerales, alcaliniza el sistema, y es calmante.

Ingredientes:

- 1 calabacín, mediano, en rodajas
- 1 cucharadita de paprika
- 1 cebolla, de tamaño mediano, picada
- 1 taza de jugo de tomate

- 1 taza de agua filtrada

- 1 taza de caldo de pollo

- 1 taza de apio, picado

- 1 lata (16 onzas) de judías verdes

- 2 cucharadas de miel cruda

Instrucciones:

1.   Combine todos los ingredientes en una olla y cocine a fuego lento durante aproximadamente 1 hora o hasta que las verduras se ablanden.

2.   Las siguientes 2 recetas también son excelentes para el apoyo suprarrenal. La primera receta, Sole de la Mañana, es una suspensión de sal que se bebe en la mañana. Le proporcionará minerales a su cuerpo que necesita para la función celular óptima.

3.   La segunda receta es una combinación de miel y la sal que se toma por la noche. Se ha informado que esta

bebida ayuda a mantener los niveles de azúcar en la sangre durante la noche, aumenta la producción de melatonina, y es de esperar, ayuda a dormir mejor.

Sole de la Mañana

Ingredientes:

• Sal Marina Celta o Sal Rosada del Himalaya, suficiente para llenar ¼ de frasco, y más, según sea necesario

• Agua, suficiente para llenar un frasco

Equipo:

Frasco de vidrio con tapa de plástico o vidrio - no utilice una tapa de metal.

Instrucciones:

1. Llene el recipiente a 1/4 de su capacidad con la sal de su elección. Vierta suficiente agua para llenar el frasco.

2. Deje que la sal se disuelva durante la noche. Si la sal se disuelve en la mañana, añada más sal hasta llegar a un punto de saturación en el que no se disuelve más sal;

está bien dejar la sal sin disolver en el frasco. Puede añadir más agua más tarde, cuando el frasco se vacíe.

3. Para utilizar, saque 1 cucharadita usando una cucharilla de medición de plástico y mezcle en un vaso de agua. Beba esto a primera hora de la mañana antes de beber o comer cualquier otra cosa.

Notas: No permita que ningún metal entre en contacto con el agua.

Miel para la Noche y Sal Marina

Ingredientes:

- 1 cucharadita de miel cruda

- Sal Marina Celta gris o rosa del Himalaya

Instrucciones:

1. Hay varias versiones de esta receta. Mida 1 cucharadita de miel y espolvoree la sal marina encima de la miel.

2. Tome la mezcla antes de ir a dormir.

3. Muchas personas toman una cucharada espolvoreada con sal. Si tiene fatiga suprarrenal, la sal ayudará a sus glándulas suprarrenales. Las proporciones no son críticas. Sólo experimente para descubrir lo que funciona mejor para su cuerpo.

El desayuno es la comida más difícil si usted tiene agotamiento suprarrenal. La comida tradicional de desayuno y la comida que por lo general comemos en la mañana no son amigables con las glándulas suprarrenales. Ya es difícil empezar el día hasta que tenga algo bueno para comer.

Los platos sobrantes de la cena son excelentes opciones, ya que son más altos en proteínas. La receta de hash a continuación requerirá un poco de esfuerzo para hacer, pero es muy satisfactoria.

Desayuno Estilo Hash

Ingredientes:

- 1-2 huevos

- 1 cucharada de aceite de coco, sin sabor

- 1 patata dulce, de tamaño medio, en cubos

- 1 cebolla, de tamaño pequeño, picada

- 1 diente de ajo, triturado y luego picado

- 1 remolacha, en cubos

- Cualquier combinación de sus verduras verdes preferidas: col rizada, acelga, o espinaca

- sal marina celta, al gusto

- Cremini, shiitake, maitake, u otros hongos de su elección

- queso manchego rallado

Instrucciones:

1.   En una sartén de tamaño grande, coloque el aceite y caliente. Añada la batata, remolacha, cebolla y el ajo a la sartén y saltee hasta que esté suave.

2.   Añada los champiñones y agregue las hojas verdes hasta que se ablanden. Sazone al gusto con sal.

3.   Rompa 1-2 huevos encima y cocine hasta que el huevo/s se cocine a su gusto. Alternativamente, puede batir el huevo/s antes de verterlo en la sartén, y cocinarlo estilo tortilla.

4.   Cúbralo con el queso manchego. Sirva.

Notas: Puede utilizar ya sea remolacha cruda o remolacha en escabeche. Si utiliza cruda, entonces, saltee con el camote hasta que esté suave. Si la utiliza en escabeche, córtela en cubos y agréguela a la sartén después de añadir los verdes, antes que el huevo/s.

Calma. Antes de empezar a cocinar, lea el capítulo siguiente para descubrir qué alimentos necesita evitar y eliminar de su dieta.

Capítulo 6: Intolerancias Alimentarias y Alergias Alimentarias Tardías Causan Fatiga Suprarrenal

Hay factores de estrés ocultos que causan el agotamiento suprarrenal - intolerancias alimentarias y alergias tardías a los alimentos. Estos culpables ocultos pueden ser los que obstaculizan la recuperación de las glándulas suprarrenales o cualquier intento de sentirse mejor. Por lo tanto, siempre se siente cansado y sin energía.

Por lo general, cuando la palabra alergia viene a la mente, pensamos que en un tiempo relativamente corto vamos a empezar a ver la reacción obvia y dramática a las sustancias a las que es alérgico, tales como hinchazón o urticaria y dificultad para respirar. Sin embargo, cuando tiene alergia tardía a una sustancia particular, no siempre es ese el caso. Puede tomar horas o incluso días antes de que aparezcan los síntomas, y los síntomas pueden no ser las reacciones que reconocemos.

El cortisol, hormonas producidas por las glándulas suprarrenales, juegan un papel vital en la respuesta a los alérgenos. Cuando usted come alimentos a los que usted es alérgico con frecuencia, sus glándulas suprarrenales trabajan continuamente para reaccionar en consecuencia.

Cuando usted es alérgico a algo tan común como el trigo, las glándulas suprarrenales están siempre en algún nivel de alerta, y puede que ni siquiera se de cuenta de que la alergia alimentaria es la causa de su estrés.

La Diferencia entre Intolerancia Alimentaria y Alergia a los Alimentos

La mayoría de nosotros no somos conscientes de que hay dos tipos de alergias a los alimentos. Usted podría ser muy alérgico a algo y de inmediato experimentar reacciones anafilácticas graves, las cuales se asocian comúnmente con los mariscos y la alergia al maní. Esto se llama "verdadera alergia" o inmunoglobulina E (IgE anticuerpos) y es lo que la mayoría de nosotros pensamos cuando la gente dice que es alérgico a algo.

Sin embargo, hay un segundo tipo de alergia a los alimentos que no es conocido popularmente. Esta alergia a los alimentos se llama sensibilidad a los alimentos, alergia a los alimentos tardía, o intolerancia a los alimentos IgG. Esta alergia a los alimentos es menos comprendida, pero es mucho más común.

Cuando una persona tiene este tipo de alergia a los alimentos, las reacciones y síntomas podrían darse después de un par de horas, incluso días, después de comer el alimento causante. Hay muchos tipos de reacciones a este tipo de alergia. Usted puede incluso no ser consciente de que algo que comió produce algunos de los problemas físicos que está experimentando. ¿Quién iba a pensar que algo que comió hace 3 días es el culpable? Por otra parte, si asocia una reacción física a algo que comió, usualmente pensaría que es que algo único que comió. Sin embargo, puede ser alérgico a algo que come todo el tiempo. Algunos de los culpables más comunes son la leche de vaca, huevos, soja, cacahuetes, trigo, pescado, frutos secos y mariscos. A veces, los síntomas pueden ser una reacción a una combinación específica de alimentos que generalmente no causan síntomas cuando se consumen de forma individual.

Síndrome de Intestino Permeable y Agotamiento Suprarrenal

Cuando una persona tiene sensibilidades a varios alimentos, el revestimiento de los intestinos y el estómago se inflaman e irritan, y si la persona come alimentos que irritan continuamente el sistema digestivo, entonces no tendrán la oportunidad de descansar y sanar.

Esto conduce a la acidez estomacal, dolor de estómago, gases, u otras molestias. Puede incluso conducir al "Síndrome de Intestino Permeable", una condición que aumenta la penetrabilidad de las paredes del intestino que permite que las grasas no digeridas y proteínas se "fuguen" fuera del intestino hacia el torrente sanguíneo, lo que, a su vez, causa reacciones autoinmunes.

Cuando esto sucede, las glándulas suprarrenales son alertadas a los mayores niveles de histamina, lo que provoca la inflamación. Esto, a su vez, provocará que las glándulas suprarrenales aumenten la secreción de cortisol, que es un anti-inflamatorio.

¿Qué Implica el Intestino Permeable para las Personas con Fatiga Suprarrenal?

Si tiene fatiga suprarrenal y está comiendo con frecuencia un alimento que causa la respuesta autoinmune o inflamación, entonces pone una tensión significativa en sus glándulas suprarrenales ya agotadas para mantener altos niveles de cortisol para suprimir la inflamación.

Ahora imagínese si usted es sensible al trigo, que se come en cada comida de una forma u otra - como ingrediente en sopas enlatadas, como plato principal como la pasta, como el pan tostado en la mañana, o como la salsa de soja que se utiliza para marinar carne. Cuando tiene una sensibilidad a los alimentos no reconocida, entonces, usted está exponiéndose continuamente a un alérgeno que contribuye a su agotamiento suprarrenal.

¿Cómo Puedo Saber si Tengo Alergia a Alimentos?

Aparte de los síntomas gástricos, la sensibilidad a los alimentos o alergia tardía a los alimentos se manifiestan en síntomas que no suele conectar - asma, migrañas, artritis reumatoide, fibromialgia y otros síndromes autoinmunes, autismo, trastorno de déficit de atención (ADD), y muchos más que son reconocidos como desencadenados por la sensibilidad a los alimentos. Las personas que han identificado los alimentos a los que son sensibles y los han eliminado de sus dietas han mejorado en gran medida su salud dramáticamente.

Las alergias tardías a los alimentos o sensibilidad a los alimentos son, sin saberlo, la causa de muchas quejas del día a día, tales como:

- Acné

- Mejillas sonrosadas

- Círculos oscuros bajo los ojos

- Aumento de peso

- Oídos tapados

- Infecciones crónicas del oído

- Problemas crónicos de sinusitis

- Depresión

- Debilidad muscular

- Dolor en las articulaciones

- Migraña

- Dolores de cabeza

- Letargo

- Incapacidad para concentrarse

- Pensamiento nublado

- Antojos de alimentos a los que es alérgico

Los síntomas anteriores pueden parecer menores, pero son todas reacciones de alergia a los alimentos.

¿Hay una Manera de Probar Sensibilidad a los Alimentos?

Puede pedir a su médico que le haga un análisis de sangre para ayudar a identificar su nivel de sensibilidad a los culpables más comunes. Sin embargo, hay algunos que afirman que los resultados de la prueba no son fiables, en especial los resultados bajos a moderados. En cualquier caso, es un buen punto de partida. Tendrá una lista de alimentos específicos que puede supervisar para detectar cualquier reacción o intentar eliminar de su dieta. Si usted tiene múltiples alergias a los alimentos, lo cual es muy probable, una prueba de sangre es una manera más fácil y rápida para determinar qué alimentos son.

Si no tiene un médico, puede pedir una prueba de laboratorio para la sensibilidad a los alimentos directamente de ciertos laboratorios. Esta prueba no será barata, pero usted obtendrá los resultados después de 7 días de que el laboratorio reciba la muestra. También puede solicitar una consulta telefónica uno-a-uno con un médico para revisar sus resultados.

Si decide el autodiagnóstico, puede seguir una dieta de eliminación diseñada para identificar muchos de las sensibilidades alimentarias más comunes rápidamente mientras mantiene un enfoque positivo en la creación de la lista de alimentos que no son reactivos para ayudar a tratar y recuperarse de la fatiga suprarrenal. El libro "El Plan" por LynGenet Recitas es también una lectura muy útil.

¿Existe Cura para las Alergias Alimentarias?

Afortunadamente, es posible revertir algunas de las alergias alimentarias tardías IgG. El paso vital cuando tiene alergias a múltiples alimentos es comenzar eliminando los que están en su lista de sensibilidad durante unos 2-3 meses; puede tomar mucho tiempo para borrar todos los alérgenos de su sistema. Durante este período, usted debe tomar un buen probiótico para ayudar a repoblar el tracto intestinal con bacterias beneficiosas para ayudar a la digestión. También se puede beber jugo de Aloe Vera, que se sabe que tiene propiedades curativas útiles para su tracto intestinal. Si sus alergias a los alimentos han provocado el crecimiento excesivo de Candida en el intestino, entonces es el momento de curar eso también.

Después del tiempo de limpieza y curación, puede comenzar la reintroducción de los alimentos que se han eliminado uno a la vez, empezando por los culpables con la puntuación más baja indicada en el resultado de la prueba.

Después del período de reposo, será obvio qué alimentos causan una reacción particular. Es posible que muchos de los alimentos a los que usted es sensible puedan tolerarse en cantidades pequeñas o poco frecuentes.

Comience un diario señalando cada alimento que intenta reintroducir en su dieta. Si no experimenta ninguna reacción durante el primer día, coma esa comida el día siguiente. Si usted no tiene ninguna reacción, entonces, coma un poco más el tercer día. Después de eso, espere cuatro días antes de intentar el siguiente alimento con la puntuación más baja en la lista de sensibilidad, siguiendo el mismo método. Tenga en cuenta que si usted tiene una reacción, debe dejar de comer los alimentos.

Ahora que tiene una idea completa sobre cómo iniciar su tratamiento para la fatiga suprarrenal y la recuperación, realice los

cambios de estilo de vida que se adapten a sus necesidades. El primer paso para ser más saludable es tomar control de su salud.

Últimas Palabras

¡Gracias de nuevo por la compra de este libro!

Realmente espero que este libro sea capaz de ayudarle.

El siguiente paso es unirse a nuestro boletín informativo por correo electrónico para recibir actualizaciones sobre cualquier lanzamiento próximo o promoción de un nuevo libro. ¡Usted puede registrarse de forma gratuita, y como beneficio adicional, también recibirá nuestro libro "7 Errores de Fitness Que No Sabe Que Está Cometiendo"! Este libro de bonus analiza muchos de los errores de fitness más comunes y desmitificará muchas de las complejidades y la ciencia de ponerse en forma. ¡Tener todo este conocimiento y ciencia del fitness organizados útilmente en un libro paso a paso, lo ayudará a comenzar en la dirección correcta en su viaje de entrenamiento!

Para unirse a nuestro boletín gratuito por correo electrónico y recibir su libro gratis, visite el enlace y regístrese en: www.hmwpublishing.com/gift

Finalmente, si disfrutó este libro, me gustaría pedirle un favor. ¿Sería tan amable de dejar una reseña para este libro? ¡Sería tremendamente apreciado!

¡Gracias y buena suerte en su viaje!

Sobre el Co-Autor

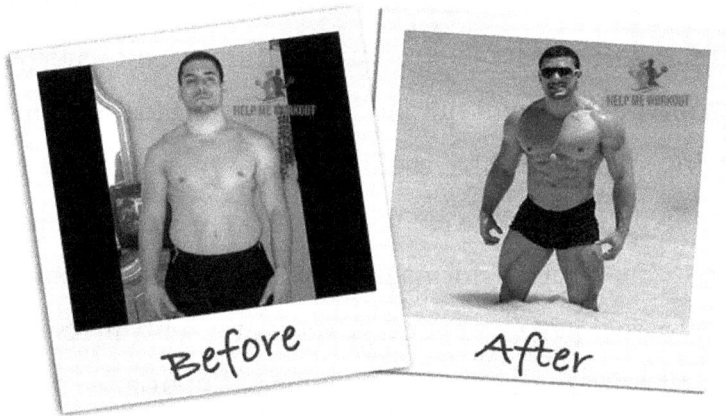

Before   After

Mi nombre es George Kaplo. Soy un entrenador personal certificado de Montreal, Canadá. Comenzaré diciendo que no soy el hombre más grande que conocerá y este nunca ha sido mi objetivo. De hecho, comencé a entrenar para superar mi mayor inseguridad cuando era más joven, que era mi autoconfianza. Esto se debió a mi altura, porque medía solo 5 pies y 5 pulgadas (168 cm), lo cual me impedía intentar cualquier cosa que siempre quise lograr en la vida. Es posible que usted esté pasando por algunos desafíos en este momento, o simplemente puede querer ponerse en forma, y ciertamente puedo relacionarme.

Para mí, personalmente, el mundo de la salud y el fitness siempre me resultó interesante y quería ganar algo de músculo debido a la gran cantidad de acoso que recibí en mi adolescencia sobre mi estatura y mi cuerpo con sobrepeso. Decidí que no podía hacer nada acerca de mi altura, pero estaba seguro de que sí podía hacer algo acerca de cómo se veía mi cuerpo. Este fue el comienzo de mi viaje de transformación. No tenía idea de por dónde empezar, pero comencé. A veces me sentí preocupado y atemorizado de que otras personas se burlaran de mí por hacer los ejercicios de la manera incorrecta. Siempre deseé tener un amigo que estuviese a mi lado y que tuviera el conocimiento suficiente para ayudarme a comenzar y "mostrarme las cuerdas".

Después de mucho trabajo, estudio e innumerables pruebas y errores, algunas personas comenzaron a notar cómo me estaba poniendo más en forma y cómo comenzaba a interesarme mucho por el tema. Esto hizo que muchos amigos y caras nuevas vinieran a verme y me pidieran consejos de entrenamiento. Al principio, parecía extraño cuando la gente me pedía que los ayudara a ponerse en forma. Pero lo que me mantuvo en marcha fue cuando comenzaron a ver cambios en su propio cuerpo y me dijeron que era la primera vez que veían resultados reales. A partir de ahí, más personas siguieron viniendo a mí, y esto me hizo darme cuenta que tanto leer y estudiar en este campo me ayudó, pero también me permitió ayudar a otros. Ahora soy un entrenador personal totalmente certificado y he entrenado a numerosos clientes hasta la fecha que han logrado resultados sorprendentes.

Hoy, mi hermano Alex Kaplo (también Entrenador Personal Certificado) y yo, somos dueños y operadores de esta empresa editorial, donde traemos autores apasionados y expertos para escribir sobre temas de salud y ejercicio. También contamos con un sitio web de ejercicios en línea llamado "HelpMeWorkout.com" y me gustaría conectarme con usted invitándolo a visitar el sitio web en la página siguiente y registrarse en nuestro boletín electrónico (incluso obtendrá un libro gratis).

Por último, pero no menos importante, si está en la posición en la que estuve una vez y quiere orientación, no lo dude y pregúnteme... ¡Estaré allí para ayudarle!

Su amigo y entrenador,

George Kaplo

Entrenador Personal Certificado

Descargue otro libro de forma gratuita

Quiero agradecerle por comprar este libro y ofrecerle otro libro (tan largo y valioso como este libro), "Errores de Salud y Fitness Que No Sabe Que Está Cometiendo", completamente gratis.

Visite el siguiente enlace para registrarse y recibirlo: www.hmwpublishing.com/gift

En este libro, voy a desglosar los errores más comunes de salud y fitness que probablemente esté cometiendo en este momento, ¡y le revelaré cómo puede llegar fácilmente a la mejor forma de su vida!

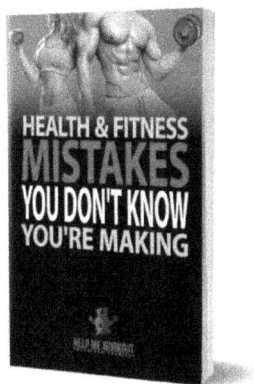

Además de este valioso regalo, también tendrá la oportunidad de obtener nuestros nuevos libros de forma gratuita, ingresar en concursos y recibir otros valiosos correos electrónicos de mi parte. De nuevo, visite el enlace para registrarse:

www.hmwpublishing.com/gift

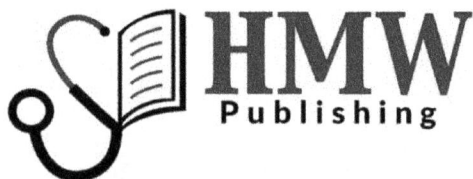

Para más libros visitar:

HMWPublishing.com